# MOYEN SIMPLE,

AVÉRÉ SPÉCIFIQUE DANS UNE PARTIE DE LA HAUTE-MARNE,

CONTRE

## LE FLÉAU DE CALCUTTA

OU

### SCOBBUT ASIATIQUE (CHOLÉRA).

# MOYEN SIMPLE,

AVÉRÉ SPÉCIFIQUE DANS UNE PARTIE DE LA HAUTE-MARNE

CONTRE

## LE FLÉAU DE CALCUTTA

OU

## SCORBUT ASIATIQUE (CHOLÉRA),

OU MANIÈRE INFAILLIBLE DE PRÉVENIR CETTE MALADIE ET
DE S'EN GUÉRIR SANS AVOIR RECOURS A LA MÉDECINE.

### PAR JEAN-VICTOR-REGNIER,

OFFICIER DE SANTÉ.

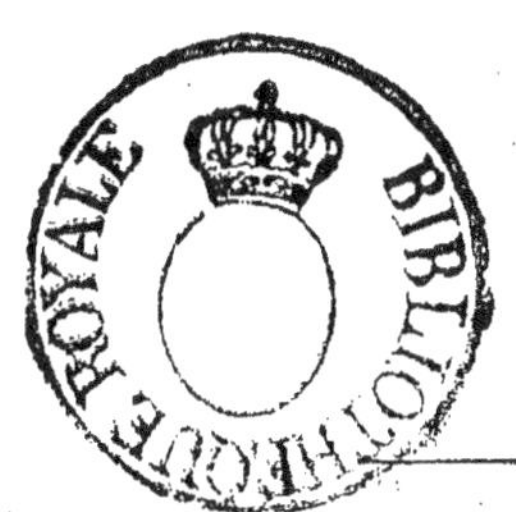


Cui noscit morbum facilis medicinaque certa:
In medicamento simpliciore salus.

## PARIS,

IMPRIMERIE DE P. DUPONT ET G. LAGUIONIE,
RUE DE GRENELLE-SAINT-HONORÉ, N° 55.

1832.

# PRÉFACE.

Le scorbut asiatique qui sévit maintenant dans presque
toute la France, fait depuis quatre mois les ravages les plus
considérables dans mes environs. Sur le nombre des malades il est prouvé qu'il y a jusqu'à présent un quart de victimes, dans les villages de Thonnance, Susannecourt, Pois-
son, Charmes, etc., etc., etc., et pour le moins le tiers à
Wassy, Rupt, Frouville, Montreuil, Les Chères, etc., etc.

On compte dans ces communes environ deux cents morts
sur six cent cinquante individus qui ont été frappés.

Les autres communes ont moins souffert, mais toujours
selon la même proportion.

Ma chance a été plus heureuse : sur deux cents qui m'ont
été confiés, deux seulement ont succombé. Mon procédé
ayant donc toujours eu la plus parfaite réussite, les personnes qui me sont redevables de la vie m'ont engagé à le mettre au jour.

Etant alors chef de bataillon dans la garde nationale, ce
dessein ne me vint point à l'idée; mais ayant été remplacé
à la dernière élection par M. De ***, je m'en suis occupé
tant à la dérobée qu'à la hâte; c'est pourquoi je prie le lec-
teur de vouloir bien pardonner la faiblesse de mon style.
Et comme ce n'est pas l'instant de tourner de belles phra-
ses, j'ose compter sur son indulgence.

Tout le monde avouera avec moi que pour un homme qui
n'est point fortuné, le grade de chef de bataillon est un vrai
scorbut asiatique, j'en suis quitte aujourd'hui pour prendre
que j'ai jeté mille écus à l'eau; cependant on ne m'a pas dit
le sujet de ma burlesque disgrâce : l'a-t-on trouvé dans ma
non opulence? serait-ce plutôt parce que j'ai été condamné,

par contumace et pour affaire d'opinion, à 10,000 fr. d'amende et à 10 ans de réclusion?

Est-ce en raison de ce que je suis parti pour l'Ile-d'Elbe? que j'ai subi six mois de cachots, que j'ai été deux fois sur le point d'être fusillé, ou parce que Napoléon m'a frappé sur l'épaule en présence de plusieurs maréchaux et qu'il a donné ordre à M. le comte de Bussi Rabottin, de me faire délivrer la décoration?

Quoi qu'il en soit, si la France est aussi maltraitée que mon arrondissement, elle peut compter sur 3,000,000 de malades et de 3 à 400,000 morts : à 20 fr. par individus, il y aura 60,000,000 de frais tant pour les médecins que pour les apothicaires, sans compter le temps perdu.

Je m'attends à être sifflé jusqu'à ce que l'on soit convaincu; je m'attends à être obligé de soutenir une lutte terrible : tout cela ne m'épouvante pas si je puis avoir une entrée pour faire un simple essai de mon procédé. J'en ai déjà été le vainqueur dans mon pays, et j'espère l'être à Paris.

N'ayant aucune protection j'ai pris le parti de me faire imprimer; au moins je n'aurai rien à me reprocher.

Je m'étais proposé de faire la demande d'un million pour ma découverte; mais réfléchissant que pendant qu'une souscription pourrait s'ouvrir à cet effet, peut-être il succomberait dix mille défenseurs de la liberté; hé!! ne succomberait-il qu'un seul rejeton des Gaulois, mes aïeux, n'est-il pas de mon devoir de la publier au plus tôt?

# MOYEN SIMPLE,

AVÉRÉ SPÉCIFIQUE DANS UNE PARTIE DE LA HAUTE-MARNE,

CONTRE

## LE FLÉAU DE CALCUTTA

OU

### SCORBUT ASIATIQUE (CHOLERA).

Remonter à la vraie cause du scorbut européen est une tâche au dessus de mes forces ; cependant il est reconnu qu'il est endémique dans les endroits marécageux ; que ses causes prédisposantes sont : un tempérament mélancolique, les viandes salées, fumées, séchées ; le chagrin, un air renfermé, humide, la misère, la malpropreté, une habitation dans les lieux bas, l'ivrognerie, la peur, les eaux et les alimens malsains ; enfin tout ce qui peut abattre les forces et affaiblir les organes.

Les individus qui en sont menacés ressentent une mélancolie involontaire, une pesanteur, une lassitude dans tous les membres, un éloignement pour la dissipation, etc., etc.

Il se manifeste par une difficulté de respirer et de marcher, une espèce de craquement dans les articulations, l'insomnie, des douleurs dans différentes parties du corps, particulièrement vers la poitrine, dans le côté gauche et le côté droit ; des palpitations, des ecchymoses, des sueurs nocturnes jusqu'à mouiller le matelas ; des saignemens de nez ; les gencives forment le bourlet, se pourrissent ; l'appétit se soutient assez constamment ; quelques malades sont constipés ; d'autres éprouvent des cours de ventre opiniâtres ; quelquefois ces deux extrêmes se succèdent tour à tour.

Tantôt les urines sont abondantes et claires, tantôt troubles et en petite quantité. La bouche est affectée à peu près comme elle l'est dans la salivation mercurielle ; les glandes salivaires sont plus ou moins gonflées et douloureuses ; il se forme souvent des aphthes ulcérés dans l'intérieur des joues, des lèvres, aux bords de la langue, etc., etc.

Le scorbut jette dans l'hydropisie, l'apoplexie, la paralysie, les convulsions, etc., etc.

L'oppression de poitrine est un symptôme des plus redoutables ; le cours de ventre est à craindre ; les douleurs vives et continues des entrailles menacent les intestins de la gangrène.

La saignée ne paraît point produire d'effets marqués dans cette maladie. (BUCHAN.)

D'après MM. Brière de Boismont, Double, etc., etc., les causes du choléra (1) sont : le mauvais air produit par la décomposition des matières animales et végétales rendue plus prompte par l'humidité, la chaleur et le voisinage des eaux ; les encombremens d'hommes et d'animaux ; les fatigues, les excès, la malpropreté, la misère, la crainte, l'ivrognerie, la mauvaise qualité des alimens, et en général toutes les causes débilitantes.

Est-il besoin d'aller plus loin pour voir qu'il n'y a qu'un changement d'expressions dans les causes du scorbut et du choléra ?

Existe-t-il sur le globe un endroit plus propre au développement du scorbut que Calcutta ?

Cette ville, dont la population est de 500,000 habitans malpropres, faisant abus d'opium, d'épices, d'alimens salés et réduits à boire des eaux malsaines et saumâtres, est située dans une île marécageuse, formée par deux bras du Gange qui, à la manière du Nil, déborde tous les ans, et placée sous la zône torride. Combien de miasmes délétères ne doit-il pas se former dans cette cité funeste ? Que maudit soit cent fois le pervers qui, il y a un siècle, en jeta le pre-

(1) Le mot choléra venant de χολή, bile, et de ρεω, je coule : je ne sais pourquoi on l'a appliqué à l'épidémie asiatique, puisqu'on ne voit jamais de bile dans les selles ni les vomissemens.

mier les fondemens? Combien de fois nos descendans ne seront-ils pas exposés à ce fléau terrible (1)?!

Lorsque la marche du choléra est lente, il se déclare par la faiblesse, le tremblement, le manque d'appétit, un sentiment de brisement dans les membres, un mal de tête violent (quelques-uns regardent ces symptômes comme les symptômes avant-coureurs), le vertige, l'anxiété, l'assoupissement, les palpitations; le sang est noir et ne coule que goutte à goutte; les frissons et la chaleur se succèdent alternativement et sont accompagnés d'une sueur froide; on entend des borborygmes continuels dans le bas-ventre qui devient enflé; il y a nausées, engouemens violens, sentiment de surcharge à l'estomac; le corps se couvre en divers endroits de larges ecchymoses; les malades ressentent des craquemens dans les articulations (Magendie); ils sont tourmentés par l'insomnie, la cardialgie, les hoquets, la salivation (Hubenthal), par des selles abondantes qui sont souvent comme de l'eau teinte en jaune, d'autres fois claires, sans odeur, mélangées de gros morceaux de pituite et rarement de bile, excitant une vive démangeaison à l'anus; la respiration devient plus pénible; les malades poussent des soupirs; éprouvent un sentiment de constriction à l'estomac; la douleur et la chaleur se succèdent alternativement dans le bas-ventre; l'envie d'aller à la selle et de vomir va toujours en augmentant; le malade ne rend que peu d'urine; la soif est inextinguible; il change continuellement de situation; il jette des cris déchirans; la bouche devient sèche, la langue bleuâtre; les extrémités se refroidissent; on y ressent des tiraillemens, des crampes, des spasmes violens, surtout aux doigts, aux orteils, aux mollets; ces spasmes s'étendent ensuite au bas-ventre, aux lombes, à la partie inférieure de la poitrine; le pouls est petit; les yeux sont rouges, vitrés, cernés, etc., etc. La raison se conserve jusqu'à la mort (Magendie).

(1) On peut m'objecter que le scorbut asiatique avait lieu avant la fondation de Calcutta : je répondrai qu'il existait à la vérité, mais qu'il était moins violent et qu'il s'évanouissait en orient.

Selon Hubenthal, au contraire, le choléra se déclare le plus ordinairement sans signes précurseurs, les selles sont des mucosités rarement teintes de sang, qui prennent bientôt l'aspect d'une eau légèrement troublée par du lait, et qui a très souvent une odeur acidule *sui generis*; dans le plus grand nombre des cas cette eau est rendue sans efforts; les lèvres, le bout du nez, les oreilles, les orteils, les doigts sont bleus; on aperçoit souvent de larges ecchymoses. Les ongles se couvrent d'une lame bleuâtre (1).

D'après M. Foy cette maladie a son siége dans le système nerveux spinal; le sang est refoulé de la circonférence au centre; il stagne dans tous les vaisseaux qui reçoivent des nerfs de la moëlle épinière, etc., etc.; la langue est blanche et humide; la rate ou le foie sont souvent gonflés, etc., etc.

M. Double le considère comme dépendant d'une lésion profonde de l'innervation et d'une affection catarrhale de la muqueuse intestinale : chez lés différens sujets l'état nerveux l'emporte sur l'état catarrhal et réciproquement, ce qui explique la variété des symptômes et des lésions anatomiques.

M. Christie place le siége du choléra dans le système muqueux; il n'a rien trouvé de remarquable dans le cerveau; la muqueuse digestive est décolorée; mais le canal intestinal est rempli d'une matière blanchâtre, visqueuse, que l'on rencontre souvent sur plusieurs autres muqueuses et notamment sur celle de la vessie et des poumons.

D'autres ont toujours trouvé le canal intestinal vide; en général, taches sur la surface extérieure du cœur; les gros vaisseaux remplis de sang coagulé; le cerveau piqueté de sang, ses membranes injectées; la moëlle épinière souvent ramollie sur plusieurs points de son étendue, etc.

Hubenthal a constamment reconnu un engorgement général sans extravasion ni inflammation; le sang était stagnant, décomposé et montrant les signes d'une putréfaction commençante; le cœur rempli de sang à demi coagulé et con-

______

(1) Ne serait-ce pas plutôt des ecchymoses qui se forment sous ces parties.

tenant dans les ventricules des mucosités composées de la matière du blanc d'œuf coagulé ; la vésicule du fiel remplie d'une bile noire, rarement vide, et le canal cholédoque toujours fermé.

Les altérations cadavériques, dit M. Brière de Boismont, sont à peu-près nulles lorsque les malades ont rapidement succombé à des accidens formidables.

Dans les autres cas la muqueuse des organes digestifs offre ordinairement des traces d'inflammation ; quelquefois elle est parsemée de plaques noirâtres et comme gangréneuses, etc., etc.

Le tube intestinal contient en général une matière blanche et crêmeuse, quelquefois trouble et séreuse; la vessie est presque toujours vide.

Les analyses qu'on a faites du sang ont démontré qu'il contenait peu de sérosité (1).

Le docteur Awnesley a trouvé une couleur vermeille des intestins, accompagnée d'une excrétion abondante de matières gélatineuses et pultacées.

Un autre médecin affirme que les lésions du canal digestif ne sont que secondaires et que l'affection primitive est dans le cerveau, dont il a toujours trouvé les vaisseaux engorgés et les membranes épaissies.

Je crois qu'il est inutile de citer tous les extraits des rapports qui ont été faits par nos célèbres médecins sur le scorbut asiatique; je n'en terminerais jamais.

Que penser de ce labyrinthe de sentimens ? Ne prouve-t-il pas que chaque médecin a basé son hypothèse sur un simple aperçu cadavérique sans saisir le vrai caractère de cette maladie ?

Qu'on examine d'un œil impartial les périodes du scorbut lorsque cette maladie se termine par des douleurs d'entrailles vives et continues qui menacent les intestins de la gangrène; qu'on lui compare toutes les circonstances qui accompagnent

---

(1) D'après des déjections et des sueurs aussi abondantes on devait bien s'y attendre.

le choléra lorsque sa marche n'est pas aussi foudroyante : n'est-ce pas ici la fable de l'âne revêtu de la peau du lion ?

A travers cette foule innombrable de symptômes, ne voit-on pas tous les symptômes pathognomoniques du scorbut ? pesanteur, assoupissement, difficulté à marcher, insomnie, douleurs sourdes, quelquefois vives dans diverses parties du corps, principalement à la partie supérieure et latéro-inférieure de la poitrine; appétit, quoique moindre; langue blanche, humide ; sueurs abondantes, diarrhée, souvent constipation ; yeux rouges, cernés, vitrés; salivation, pouls petit, sang noir coulant goutte à goutte, craquemens dans les articulations, palpitations, aphthes, ecchymoses, spasmes, convulsions, etc., etc.; enfin la raison se conservant presque toujours jusqu'à la mort.

Obtient-on des effets plus marqués de la saignée dans le choléra que dans le scorbut?

Est-il vraisemblable que l'inflammation d'une partie du canal intestinal, que la muqueuse digestive décolorée dans un état de relâchement, que le système nerveux, qu'un état catarrhal, chacun en son particulier puisse occasionner l'engorgement du cerveau, du foie, de la rate, etc.; des convulsions, des craquemens dans les articulations, la coagulation du sang, la salivation, des ecchymoses? etc., etc. Le choléra peut-il dépendre du suc pancréatique qui dans cette maladie est aussi bénin que la salive ? Comment l'engorgement du cerveau pourra-t-il expliquer d'une manière satisfaisante tous les symptômes et accidens du choléra?

Quoi qu'il en soit, malgré tant d'opinions opposées on est d'accord sur l'engorgement soit général, soit particulier. Que trouve-t-on à l'ouverture d'un individu qui a succombé dans les douleurs vives et continues du scorbut? Engorgement des viscères et traces de gangrène de quelques parties des intestins: que faut-il de plus pour prouver qu'on a pris ici l'effet pour la cause, et que le choléra n'est absolument qu'une variété ou la dernière période du scorbut asiatique qui ne diffère du nôtre que par sa violence, et dont les symptômes précurseurs, quoique imperceptibles dans les commencemens, n'en sont pas moins existans?

J'entends déjà cent voix qui me crient : qu'est-ce que le scorbut?

Le scorbut est une coagulation du sang confirmée par sa noirceur, par son peu de sérosité et par la lenteur avec laquelle il coule dans cette maladie : en conséquence, le principe coagulant de l'épidémie asiatique doit d'abord frapper les vieillards ; aussi le sont-ils les premiers d'une manière prompte et foudroyante ; les adultes ensuite et les enfans dont le sang contient peu d'albumine ne le sont en général qu'après avoir été pendant plusieurs mois en butte au principe coagulant.

Les vaisseaux capillaires s'engorgent les premiers : l'engorgement formé augmente avec d'autant plus de rapidité qu'il y a de causes particulières et que le sujet y est plus disposé.

Tel, dans un étroit et fréquenté passage, deux voitures se heurtent, l'encombrement ne tarde guère à être à son comble.

A quoi serviraient dix escadrons pour mettre en fuite cette multitude? C'est en vain que le cœur redouble ses battemens ; que peut-il contre une telle résistance?

Le principe coagulant ne laisse rien à désirer ; il explique tout en général.

Peut-il expliquer, me dira-t on, les craquemens dans les articulations, les sueurs, la diarrhée, les convulsions ? Ces questions ne seront pas difficiles à résoudre :

1° Les vaisseaux qui alimentent les parties cartilagineuses et synoviales étant d'un très petit calibre, et pour ainsi dire isolés, doivent être les premiers à fléchir sous le poids coagulant (1) ; ces parties se racornissent, et l'articulation donne bientôt le son de deux morceaux de bois qui frottent l'un contre l'autre ;

_____

(1) La sécheresse de la gorge, du larynx, des narines, etc., ne suffit-elle pas pour le prouver ?

2° Une énorme quantité de sang stagnant dans les viscères, la peau se trouve dans un état de relâchement, tel que les vaisseaux exhalans n'ayant plus aucun ressort, permettent au sérum de s'échapper, et même à la partie la plus fluide du cruor, origine des ecchymoses ;

3° La cause de la diarrhée est la même; mais la muqueuse intestinale n'ayant pas la consistance de la peau, laisse suinter quelques gouttelettes de sang, qu'on trouve fréquemment dans les selles sans aucune lésion anatomique. Quelle différence y a-t-il lorsque le canal intestinal est gorgé d'un sang coagulé?

Si l'on a trouvé quelquefois cette partie d'une couleur vermeille, c'est parce que les malades avaient succombé d'une apoplexie de l'engorgement de quelques gros vaisseaux, qui avait arrêté subitement la circulation, etc., etc.

4° Les convulsions peuvent dépendre de tous les engorgemens, principalement de celui du cerveau ; mais plus spécialement de l'un des deux premiers états du tube digestif que je viens de citer; c'est-à-dire de l'absence du sang dans cet organe si délicat, ou encore une fois de la présence d'un sang coagulé, qui ne peut être d'aucune utilité.

Le système nerveux, siége de l'excitabilité, se trouvant rapidement entouré de parties cadavéreuses, entre nécessairement dans un combat funeste, et, par la révolution qui s'opère en lui, semble témoigner les regrets qu'il a de perdre l'existence : tel un agneau que le boucher cruel vient de livrer au tranchant de l'acier; le sang qui coule à flots par la fatale issue privant tout-à-coup les nerfs de leur stimulus, plonge le pauvre animal dans des convulsions affreuses, qui ne cessent que lorsque la mort vient mettre un terme aux souffrances qu'il endure.

Il est encore un moyen de se convaincre du principe coagulant : ce serait de gorger de vin et d'eau-de-vie des condamnés à la peine capitale, de les vêtir avec des habits de cholériques et de leur trancher la tête dès qu'on s'apercevrait de l'engorgement de l'arrière-bouche, sans qu'ils aient fait mention du moindre malaise ; alors on trouverait un commencement d'engorgement, principalement dans les poumons. Enfin, si le principe coagulant n'existait pas, mon procédé ne réussirait pas d'une manière aussi miraculeuse.

J'en appelle à mon pays, et principalement à la commune de Flammerécourt !

Ce village, d'environ cent feux, est situé dans une colline tellement resserrée que l'entrée des maisons est en plat chemin et le derrière creusé dans le roc ; il est partagé en deux par un ruisseau, qui le traverse dans toute sa longueur et environné d'un grand nombre de petites vallées et de bassas presque stériles. Les habitans se nourrissent en général d'un pain grossier, composé d'orge, de seigle, de blé et de pommes de terre ; mais boivent tous du vin passable (1).

La mort moissonna en trois jours cinq vieillards, qui moururent, dit-on, subitement.

Appelé le 8 décembre, je fus effrayé de voir à la mort une quinzaine de malades, tous évidemment d'un tempérament sanguin, offrant, quoique avec une marche plus

---

(1) Je doute que la mauvaise nourriture ( pourvu qu'elle ne consiste pas en substances salées, etc. ) puisse être la source du scorbut asiatique ; car dans d'autres villages où l'on mange du très bon pain, le nombre des malades est aussi grand ; au surplus la misère de 1816 et 1817 en fournit la conviction.

Je crois aussi que l'humidité n'est contraire que par la mauvaise odeur qu'elle engendre ; car les pêcheurs, les blanchisseuses, etc., sont aussi bien portants que les autres et même, si j'osais le dire, il y a quelque chose de plus, et il est très probable que les marins seraient bien plus tôt atteints du scorbut s'ils suivaient le même régime sur terre que sur mer.

Il m'est arrivé fréquemment d'être suffoqué en entrant dans certaines maisons : lorsque ces miasmes sont, au moyen de la respiration, en contact avec un sang qui n'est composé que de vin, d'eau-de-vie, de bière, etc., ne doivent-ils pas le coaguler dans un court espace de temps et dès que l'individu perd l'équilibre, la maladie ne doit-elle pas marcher avec la rapidité de l'éclair ? Et je pense devoir ajouter que si le scorbut asiatique a affecté de suivre d'abord le cours de la Seine, cette marche n'est due qu'à l'Hôtel-Dieu, qui est à Paris ce qu'est Calcutta à l'Orient ; et quoique j'aie mis Flammerécourt en avant, il s'est trouvé des communes très-élevées qui ont été aussi foudroyées.

lente qu'en Pologne, tous les symptômes du choléra; j'en parlai à un de mes confrères, qui me rit au nez, et, d'un ton doctoral, essaya de me prouver que c'était une épidémie de gastro-entérite, de splénite, d'hépatite, etc., etc. Afin de ne pas passer pour un imbécile, je me tus sans être convaincu.

Surpris de l'absence fréquente de la fièvre, un grand nombre de symptômes scorbutiques frappèrent ma vue; mais, me méfiant de mes lumières, je suivis quelques jours l'avis de mon digne professeur; je pratiquai de copieuses et abondantes saignées, au moyen d'un temps infini (1); j'eus une espèce de léger succès dans la première huitaine: cependant, une femme Larcher, âgée de quarante-sept ans et mère de dix enfans, mourut à la suite d'une colique et d'une diarrhée considérables.

Lefêvre, âgé de trente-deux ans, d'un tempérament bilioso-sanguin, vint chez moi, le soir, pour sa femme; ayant déjà recueilli quelques observations, je jugeai à sa mine qu'il était sur le point de tomber; je lui demandai s'il était languissant: m'ayant répondu par la négative, je ne poussai pas mes questions plus loin. Le lendemain matin, je fus mandé pour lui: je le trouvai sans parole, la pupille rentrée, la face cadavéreuse, néanmoins avec toute sa connaissance. Je fis une large ouverture à la veine, et obtins, au bout de deux heures environ, une livre et demi d'un sang extrêmement noir; il expira un instant après. Les assistans me dirent qu'il avait encore fait boire ses chevaux le matin et qu'il avait été attaqué par une forte colique aussi promptement que par un coup de pistolet.

Malgré mes instances, je ne pus obtenir de faire l'ouverture de ces deux cadavres.

La guérison des autres malades, qui étaient alors au nombre de trente, au lieu de paraître s'opérer, semblant au con-

______

(1) Le sang coulait si lentement, qu'il me permettait d'ouvrir quatre veines à la fois dans quatre maisons différentes.

straire vouloir reculer, les voyant presque tous dans des
sueurs, des diarrhées, des hydropisies, etc., des plus redoutables, mes soupçons pour le scorbut se changèrent en certitude, et je cherchai, dès-lors, à m'assurer des symptômes
précurseurs. En ayant découvert quelques-uns, qui étaient
toujours constans, je renonçai en partie à la saignée et pres-
crivis une dose bien plus forte de la substance que j'avais
(heureusement) jusqu'alors employée conjointement avec
elle. L'effet répondit à mon attente dans tous les environs.

Comme il faudrait plus d'un volume pour donner les dé-
tails de tous mes malades, et que, sur ces entrefaites, j'ai eu
lieu d'étudier sur moi-même cette maladie, qui n'est qu'un
jeu quand elle est prise à temps, et qui, par ma négligence,
a failli m'être funeste, je m'en tiendrai à ce qui me concerne,
ce qui renfermera tout :

Sur la fin de décembre, la mélancolie la plus noire s'em-
para de moi; quoique d'un tempérament entièrement mélancolique, j'eus une grande surprise de me voir ainsi ter-
rassé sans cause connue.

Au commencement de janvier, il me survint un spasme
du canal éjaculateur, qui me causait sans cesse un sentiment ressemblant à celui d'une éjaculation prochaine (1).
Peu de temps après, j'eus, en plein jour et sans pouvoir m'en
défendre, une pollution complète de la prostate; la nuit sui-
vante, je fus assailli de trois pollutions ordinaires, sans être
en parfaite érection; le surlendemain, je restai à l'affront
avec une jolie femme : comme elle était venue partager ma
couchette dans l'intention la plus innocente, elle ne s'en est
pas choquée; tout ce que je puis en dire, c'est qu'elle n'a pas
demandé son reste et qu'elle ne m'a pas dit à revoir : peut-
être avait-elle mal aux dents.....

Une légère sécheresse de la gorge s'étant manifestée plusieurs matins de suite, j'en fis l'inspection : la luette, les piliers
et le voile du palais étaient gorgés de sang et offraient une

_______________

(1) Je l'attribuai à l'exercice forcé du cheval, il n'est pas un symptôme
constant.

teinte jaunâtre (1). Le lendemain la luette était plus engorgée que la veille et considérablement descendue. La langue était blanche, humide, épaisse, présentant l'empreinte des dents et quelques gros boutons aplatis à sa base ; mes yeux devinrent rouges ; il se déclara de faibles craquemens dans les articulations, un léger mal de tête, de l'engourdissement, de l'insomnie ; il me sembla sentir des palpitations ; mais, comme tous les autres symptômes, elles avaient commencé si insensiblement, que j'étais dans le doute si mon cœur n'avait pas toujours battu de la sorte. Hélas, qu'on est indulgent pour son propre compte ! je posais ces questions, dès que j'étais consulté ; je trouvais ces symptômes, lors même qu'ils n'existaient pas, et je cherchais tous les moyens possibles de les éluder et de les méconnaître en moi. Telle, sans s'émouvoir, une jeune fille éprouve une esquisse de malaise ; des maux de cœur, des crachemens et certaines envies viennent éveiller son inquiétude ; son corset commence à lui causer un peu de gène ; ses hanches s'élargissent ; son ventre augmente petit-à-petit ; quoique ses alarmes redoublent, quoiqu'elle ne soit pas ignorante de sa conduite, son imagination se berce de mille moyens extravagans qui peuvent lui occasionner ce changement d'état, et ne croit qu'elle est enceinte que lorsqu'elle sent les mouvemens du fruit qu'elle porte. Je continuai donc d'affronter les exhalaisons de mes malades sans penser plus loin. Tels attelés au cheval de bois, les Troyens se méfiaient des Grecs ; ils entendaient le bruit des armes, et par un aveuglement incompréhensible, ils introduisirent de leurs propres mains et le cheval fatal et leur perte qu'il contenait en ses flancs.

Pour comble de malheur, mon appétit n'était point perdu ; des vents fréquens sortaient sans peine ; je mouchais beaucoup moins que de coutume ; mon haleine de cuivreuse était devenue saine ; ma figure paraissait plus remplie et plus rouge : *Frigidus, ô pueri, fugite, hinc latet anguis in herba.*

(1) **Ne** sentant aucune douleur, je pensai que cette sécheresse provenait d'avoir dormi la bouche ouverte et l'engorgement d'avoir mâché de la canelle suivant mon habitude.

La nuit du 14 janvier se passa dans une insomnie entre-coupée d'une douzaine de sommeils accompagnés de sueurs abondantes ; le jeudi 15, à 8 heures du matin, dans l'espace de cinq minutes, je fus pris d'un mal de tête des plus violens, de vertige, d'une oppression considérable, d'une sorte de douleur dans tout le corps, principalement sur le cou, les épaules, les lombes ; de points, de crampes, de tremble-mens convulsifs des membres thoraciques ; il me vint à la bouche un goût de sublimé ; je poussais soupirs sur soupirs sans pouvoir dilater ma poitrine ; la trachée était sifflante, la gorge sèche, les jambes tremblantes, les battemens du cœur extraordinaires, son excitabilité portée au point que je ne pouvais entendre le moindre bruit sans qu'il entrât en sursaut ainsi que tout mon corps : des envies de vomir et une colique assez forte se déclarèrent et furent suivies de plusieurs selles jaunes extrêmement fétides et mélangées de petits morceaux de pituite taillés en forme de losanges, transparens comme de la gomme à moitié dissoute. J'essayai de faire mon testament, mais le tremblement de mes mains ne put me le permettre.

Ce fut dans cet état que je résolus de pousser au dernier point le traitement que j'avais employé depuis trois semaines avec tant de succès, décidé à ne recourir à la saignée qu'à la dernière extrémité.

A dix heures, tous les symptômes avaient considérable-ment diminué à l'exception des palpitations qui avaient tou-jours la même violence. Encouragé par mon début, je dou-blai la dose : à midi j'éprouvai un mieux qui me surprit ; ce fut alors que je ne mis plus de bornes dans l'administration de mon spécifique : vers deux heures tout était disparu ; il ne restait plus que le spasme du canal déférent, un léger mal de tête ; mais les palpitations quoique moins fortes continuaient toujours ; mon pouls était plein et je ressentais une force que je n'avais jamais eue en santé : tellement qu'étant appelé pour un malade, j'eus l'imprudence de faire deux lieues à pied : aucun accident ne s'ensuivit ; je regagnai mon village sans être fatigué.

Mon spécifique n'étant ni tonique ni débilitant, d'où pouvait provenir cette force subite ? N'est-on pas forcé de convenir qu'elle provenait de ce que le sang stagnant était décoagulé et qu'il avait repris son cours ?

J'eus dans le soirée quelques selles sans coliques, semblables à celles du matin ; à minuit, je suspendis mon traitement, je me mis au lit, sur mon séant, et je passai le reste de la nuit dans le plus parfait repos.

Le vendredi 16, à sept heures du matin, les palpitations seules existaient ; je recommençai mon traitement avec un acharnement sans pareil.

Dans le cours de la journée, je ressentis dans la bouche une douce chaleur avec de petits picotemens, suivis d'un sentiment semblable à celui que produit la mastication de la menthe ; elle commença dans les piliers, le voile du palais, et se répandit bientôt dans toute la voûte palatine. Quelques heures et quelques jours après, il en fut de même pour la langue, les oreilles, ainsi que pour diverses parties du corps.

Que signifiaient cette douce chaleur et ces picotemens ? N'était-ce pas le sang décoagulé qui pénétrait le sang stagnant ?

A cinq heures du soir, éguisant des pesseaux, des bâillemens et des crampes (principalement dans le pouce droit) vinrent troubler mon amusement ; mon estomac s'embarrassa ; les palpitations augmentèrent. Je me levai avec vigueur : tout-à-coup mes jambes fléchirent ; mes bras tombèrent et je sentis distinctement un affaissement de mon cerveau. Pensant que j'allais être frappé de paralysie, j'essayai de lever mes bras, qui retombèrent aussitôt. Désolé de ne savoir ce qui allait m'arriver, je me mis au lit, dans l'attente la plus sinistre !

Quelques secondes après, je fus surpris de me trouver sur mon côté droit, ce qui m'était impossible les jours précédens ; mais je le fus encore bien davantage de ne plus sentir battre mon cœur ; n'ayant plus la moindre sensation douloureuse, je ne doutai plus que ma mort approchait ! Après avoir porté le pouce sur la radiale, j'appliquai quelques instans la main sur la région du cœur, dont je trouvai les battemens dans l'état le plus naturel.

L'apparence horrible de la mort fit place à la plus douce espérance! Je présumai que les plus grands obstacles étaient vaincus, et que, par cette raison, le cœur n'étant plus dans la nécessité de faire des efforts aussi considérables, avait subitement cessé de battre avec sa violence antécédente, ce qui avait dû causer ma faiblesse inattendue et l'affaissement de mon cerveau. Content comme un roi de cette persuasion, je soupai, sans oser contenter la faim qui me tourmentait.

Après un sommeil de deux heures, je m'éveillai avec de l'oppression et un léger point qui commença à la partie inférieure du poumon droit et qui, en très peu de temps, parcourut la plus grande étendue de cet organe : arrivé à la partie supérieure, il s'y fixa et devint beaucoup plus fort ainsi que l'oppression ; le cœur donna à diverses reprises plusieurs pulsations vigoureuses : à chaque pulsation le point diminuait de diamètre et, je le dis sans feindre, je sentais la marche progressive du sang déconagulé; enfin l'obstacle étant vaincu, le cœur reprit ses mouvemens naturels; le dégorgement du poumon gauche dura moins de temps. Peut-on penser avec M. Brierre de Boymont, que le scorbut asiatique paralyse le cœur lui-même? ne fait-il pas assez connaître son pouvoir dans toutes les circonstances que je viens de citer? ne doit-on pas plutôt dire qu'il est au corps ce qu'est un monarque à son empire; que ce sont eux qui font tout mouvoir à la vérité; mais que si le monarque a besoin de ses sujets pour soutenir son trône, le cœur a besoin des viscères pour le faire mouvoir à son tour?

Le samedi 17, je sortis toute la journée.

Le dimanche 18, je m'éveillai la bouche remplie de salive dont la sécrétion était si abondante que la déglutition la plus rapprochée ne pouvait suffire. Depuis ces instans rien ne m'est arrivé de curieux; je m'acquittai des devoirs de mon état avec un appétit qui passe toute croyance; allant à la selle régulièrement une fois par jour, mais toujours d'une couleur blanchâtre, ce qui ne m'arrivait jamais en santé, parce que dès ma plus tendre jeunesse je suis atteint d'un flux hépatique qui me vient régulièrement plusieurs fois la semaine et ce qui annonçait que le canal cholédoque était toujours fermé.

Le lundi 19, à 10 heures du matin, quelques bâillemens et quelques petites horripilations se déclarèrent; après une minute ou deux, je ressentis une colique semblable à celle qui précédait mon flux hépatique; elle fut suivie de plusieurs selles d'un vert foncé, qui me causèrent un chatouillement à l'anus que je ne puis mieux comparer qu'à celui que produit la présence des ascarides. Me trouvant alors dans l'état de faiblesse qui constitue mon état de santé, quoique la luette fût toujours engorgée, je crus ma guérison complète; mais, hélas, ma cruelle maladie n'était qu'une masse de phosphore plongée dans un liquide : trois fois je quittai mon spécifique, trois fois elle se ralluma, et trois fois je fus sur pied comme par enchantement.

On va sans doute lui reprocher de ne pas procurer une guérison radicale, alors même qu'elle en a toutes les apparences; mais qu'on empêche les fleuves de tomber dans la mer et je dégagerai l'atmosphère du principe coagulant qui pèse plus ou moins sur tous les individus. Un galeux peut-il se guérir en mettant toujours les mêmes habits? Alors, le principe coagulant ne cessant point d'exister, comment empêcher son effet? on ne peut que le contrebalancer comme le prouvent les rechutes sensibles ou insensibles des malades (1) qui n'ont obtenu qu'une amélioration par mon spécifique dont ils font usage avec ou sans l'avis des médecins; sans penser qu'à une dose quadruple il agit, comme par enchantement, sans penser que par lui on est certain de résister aux miasmes des hôpitaux; de coucher impunément avec les cholériques; d'être sur pied dans le plus bref délai jusqu'au deuxième degré de la maladie, et d'avoir une convalescence qui équivaut et qui surpasse même souvent l'état

---

(1) Il n'y en a pas encore eu de guéri parfaitement en France; on le verra par la suite.

d'une santé parfaite. Le seul inconvénient c'est que les individus qui, comme moi, ont pour le scorbut asiatique une disposition particulière ( le nombre en est encore assez grand ), seront, tout le temps que son principe existera dans l'atmosphère, assujettis pour se tenir en équilibre sous le faix de ce fléau terrible ; mais qu'est-ce que c'est que de cet assujettissement en comparaison de la mort ? Tel qui par sa fortune se soustrait à la guillotine pour la peine des serfs, là il se procure tous les divertissemens et les bonnes chères qu'il peut désirer ; les travaux ne sont point faits pour lui ; il obtient même de porter des chaînes ornées de pierreries ; que manque-t-il à son sort, sinon l'expiration de son temps ?

Le lieu où l'épidémie s'est déclarée, son intensité par les vents secs, ses symptômes concomitans, l'odeur acidule des urines et des selles qui frappa mes narines et qui a été si bien reconnue par Hubenthal (1), ne me laissèrent pas long-temps dans le doute : pénétré de l'existence d'un principe coagulant par la présence d'un acide dans l'atmosphère, je dirigeai mes vues sur ce qui pourrait le mieux combattre et le neutraliser autant que possible. Qui le croirait ? c'est par le moyen de l'eau que j'ai sauvé 200 personnes de la mort ; qu'en moins de six heures j'ai maîtrisé la rage d'une maladie contre laquelle je lutte encore et à laquelle je ne devais pas échapper, tant par sa fureur que par la faiblesse de mon tempérament. Dégagée de toute substance médicinale, *statim assumpta curat*. Ses premiers effets sont de procurer un appétit dévorant (2), de diminuer en quelques heures toutes les douleurs sourdes ou vives ; d'arrêter la diarrhée, les sueurs, la puanteur infecte qui s'exhale des cadavres vivans des malades et de leurs selles ; de leur donner une vigueur subite et de les mettre souvent à même, dans une demi-journée, de vaquer à leurs affaires. Pour obtenir ces heureux

(1) N'est-ce pas de la présence de cet acide que dépend la sécrétion abondante de la salive, des larmes, et du suc pancréatique ? Pourquoi n'aurait-il pas cette vertu aussi bien que le vinaigre ?

(2) Jusqu'à présent on a regardé la bile comme indispensable à la di-

résultats ce n'est par verres qu'il faut en boire dans le premier abord, il ne s'agit pas moins que de s'en gorger.

On peut cependant parvenir à la même fin sans pousser à ce point son usage; mais, pour parler franchement, la promptitude du succès dépend de la quantité d'eau que l'on prend; on n'en peut donc point trop boire; lorsque je commençai pour mon propre compte, j'en ai bu cinq litres dans la première heure; le soulagement a été si prononcé que sans y penser je poussai la dose à vingt dans la journée; je ne cessais que lorsque j'étais entièrement gonflé, pour recommencer ensuite de plus belle; aussi dès le soir même je fis une sortie, tandis que je devais descendre dans la tombe.

C'est égal, vont dire ceux qui n'ont point de mal, j'aimerais mieux cent fois mourir; comment boire quand on n'a pas soif (1)?

Hélas, quand ils sont tombés et qu'ils voient la mort, qu'ils ne tardent guère à dire : il faut pourtant essayer; les autres en boivent bien. Puis, une fois qu'ils ont commencé, qu'ils sont convaincus de son effet, ils boiraient volontiers la mer.

Le plus rebelle que j'aie vu est un nommé Thiriot, tambour à Flammerécourt : cet homme m'avait tellement pris en aversion depuis ce nouveau mode de traitement, que dès qu'il m'apercevait il retournait sur ses pas ou entrait dans une maison pour me laisser passer; quand enfin il me rencontrait inopinément, il faisait un mouvement nerveux dont

gestion : l'espèce d'appétit que conservent les individus atteints du scorbut asiatique lorsque sa marche est lente, la faim canine de ceux qui ont fait usage de mon traitement et la voracité du tempérament qu'on appelle bilieux ne sont-elles pas des preuves irrévocables qu'elle doit être plutôt regardée comme purgative et qu'elle n'est destinée qu'à lâcher le ventre; puisque dans les deux premiers cas, le canal cholédoque est toujours fermé, et que dans le dernier les selles n'offrent aucune trace de bile.

La dénomination de ce tempérament n'appartient-elle pas mieux aux tempéramens sanguin ou mélancolique ?

(1) Ce n'est pas encore bien des fois la répugnance qu'ils ont pour l'eau, si ce n'est qu'habitués à la polypharmacie ils ne peuvent se persuader qu'elle ait la moindre vertu.

'il n'était pas le maître; à chaque parole qu'il proférait il ne pouvait s'empêcher de cracher. — Patience....., je vous tiendrai....... — *Mé? j'aimerons meuje crever!..* Il continuait son chemin en gesticulant et en vomissant mille imprécations contre l'eau.

L'instant arriva : il en but deux seaux dans la première journée et alla le surlendemain à son travail. Se croyant guéri pour toujours il se négligea et retomba; il reprit la boisson et eut la même réussite. Maintenant il a si peur de retomber, qu'il ne fait pas un pas dans la campagne sans porter une grande cruche avec lui (1). Je le vis encore dernièrement dans sa vigne avec sa pitance qu'il partagea avec moi en me disant : « Je n'aurais jamais cru ça. » — Il ne faut pas dire, fontaine, je ne boirai pas de ton eau, n'est-ce pas? — C'est vrai. »

Peu importe la manière dont on en fasse usage : que ce soit en bouillon, tisane, lait d'amandes, etc., etc.; froide, tiède, pourvu qu'on boive, c'est le principal; néanmoins quand on la boit froide un bon feu est indispensable; mais elle paraît avoir plus d'effet.

La facilité avec laquelle elle est digérée est étonnante; ses seuls inconvéniens sont de resserrer tellement que bien des malades sont obligés de recourir aux clystères; de troubler les nuits par les besoins d'uriner qui sont d'autant plus fréquens qu'on a bu dans le jour, ce qui est promptement réparé par les sommeils calmes qui succèdent.

On doit s'abstenir de manger un couple de jours; ensuite le régime doit consister en alimens sains, frais, fruits bien mûrs; tous mes malades ont contenté leur faim sans accident. On renoncera totalement aux boissons acides, fermentées et spiritueuses, et l'on aura soin de se coucher la tête très élevée.

Le traitement devant être long, l'indication de tirer du

(1) Dans ce pays-là ceux qui ont été malades ne vont jamais à la charrue sans emporter un baril plein d'eau.

sang est extrêmement rare ; la seule qui se présente est lorsque cette augmentation subite de la masse du sang fait craindre l'engorgement actif du cerveau, ce que je n'ai jamais vu.

Si ce cas arrive, on y peut facilement remédier par l'ap-
plication de 12 à 20 sangsues.

Quand une fois on est venu au point de ne plus sentir de
mal, il n'y a point de symptômes favorables ; ils tendent tous
à la mort ; ainsi, si des accès de fièvre, des points, des sueurs,
la faiblesse des jambes, des hémorrhagies, etc., etc. ; se re-
nouvellent, c'est parce que l'on a diminué ou suspendu l'u-
sage de l'eau (1) ; et quoique ces dernières semblent toujours
amener de l'amendement, ce n'est qu'un mieux trompeur,
et l'augmentation du mal n'en est toujours que la trop funeste
conséquence ; tel lorsque, par hasard, l'Etna d'une masse
monstrueuse obstrue sa gorge épouvantée, quoique au dehors
il promette une tranquillité paisible, sa fureur s'accroît
par l'obstacle qu'il a engendré, et rompant tout-à-coup
ses trop faibles verrous, il relance aux cieux en gron-
dant ses ténébreux tourbillons. Il faut donc sans perdre de
temps recommencer l'usage de l'eau, autrement on revien-
drait à son premier point ; mais il faut le double de temps
pour obtenir le même effet.

J'en étais là, il y a trois semaines, lorsque fatigué d'une
suggestion si gênante pour moi je m'avisai de soumettre du
sang coagulé à diverses expériences ; après plusieurs tenta-
tives infructueuses, je me rappelai qu'étant jeune ma marâ-
tre râpa du sucre dans de la crème qu'elle me donna, et que
cette crème devint tout-à-coup extrêmement liquide. Par
analogie je versai de l'eau sucrée sur du sang desséché au
soleil ; peu de temps après il était entièrement dissous ; il ne
restait plus que la fibrine.

Depuis cette époque j'en fais fondre une demi-livre par

(1) Ce n'est qu'après être retombé plusieurs fois qu'on sent sa vertu.
Je le répète encore une fois, on n'en peut pas trop boire, et pour si faibles
que soient les feintes qu'on en puisse faire, on court les risques du
choléra.

jour dans la quantité d'eau qu'il me plaît, ce qui me produit plus d'effet que dix litres de cette boisson; j'en ai fait l'épreuve sur 40 individus qui ont obtenu le même succès.

Le ventre est plus libre que lorsqu'on ne boit que de l'eau pure. Et si quelquefois il cause des vents (ce qui ne m'est arrivé qu'une seule fois, et jamais aux autres) on le prendra plus étendu : ne serait-ce pas par lui que les riches sont moins sujets au scorbut asiatique (1)?

Ce n'est pas l'instant de pousser plus loin mes recherches ni de répondre aux sarcasmes qu'on va lancer contre moi; je veux auparavant faire part à mes compatriotes de ce qui peut leur être d'une si grande utilité :

Nous sommes tous disposés, plus ou moins, au scorbut asiatique; mais on est bien plus exposé en fréquentant les malades. Les premiers symptômes pathognomoniques sont la teinte jaunâtre du voile du palais et des boutons rouges à la base de la langue qui, pour être aperçus, ont besoin d'une forte traction de cet organe; ces symptômes ont presque toujours lieu un mois avant qu'il ne se manifeste sensiblement; ainsi quoi qu'en aient dit tous nos meilleurs auteurs, on a le temps de l'arrêter à loisir : le but qu'on doit se proposer étant de maintenir le sang dans son état de fluidité, l'eau sucrée le remplira en en buvant suivant le degré de l'invasion ; c'est pourquoi si le mal augmente en en buvant 4 bouteilles il en faut boire 8, ainsi de suite; et comme deux et deux font quatre, on peut être assuré, par ce moyen, de ne point tomber ou d'être guéri dans le plus bref délai : qu'on y ait confiance ou non, quand elle est dans le ventre, son effet est certain.

Il ne faut pas non plus s'imaginer que cette méthode va sauver les malades qui sont trop avancés ou qui ont des maladies chroniques graves; je pense qu'elle offre déjà bien assez d'avantages en ne laissant tomber ni succomber personne, lorsqu'elle est suivie à dose suffisante tant en santé

(1) Les acides que l'on donne dans le scorbut ordinaire ne sont-ils pas la cause de la longueur du traitement?

qu'avant le troisième degré (1) et les vomissemens, et même quand ceux-ci seront déclarés ou qu'il y aura des maladies chroniques et compliquées je la mettrai encore en parallèle avec les traitemens du jour, et sa supériorité sera bientôt reconnue. Qu'obtient-on de l'opium? peut-il prévenir ou guérir le scorbut asiatique lui qui ne tend qu'à la coagulation du sang?

Que peut-on espérer des ceintures et des flanelles puisque l'épidémie a commencé sous la Zone torride (2)?.

Sur quelle base est fondée l'atrocité cruelle de plonger ces pauvres martyrs dans des bains de 50 et 55 degrés pour les réchauffer? N'y a-t-il pas un moyen bien plus simple? Qu'on les place sur un gril, ils auront au moins l'espérance de devenir saints?....

Il n'y aurait point de sots moyens si on en obtenait des succès authentiquement étrangers aux efforts de la nature; mais la mort est la plupart du temps le fatal résultat de toutes ces méthodes erronées, inventées par des peuples barbares et adoptées par des nations civilisées, et qui ne peuvent, par les exhalaisons cadavéreuses des malades qu'elles traînent en langueur, qu'entretenir le principe du scorbut asiatique qui, dans tout son cours, a jeté dans des maladies incurables ceux qu'il n'a pas sacrifiés : tel jusqu'à ce que le poison ait coulé de la dent vénéneuse, un hideux reptile presse de cent replis effrayans l'objet innocent de sa fureur et ne l'abandonne qu'après lui avoir insinué le germe de la mort!

Le choix ne doit donc pas être long pour être sûr de la marche qu'on a à suivre. S'il s'en trouve qui ne veulent pas ajouter foi à ce que j'avance ou qui pensent se guérir avec quelques verres d'eau, ce sont leurs affaires. Aujourd'hui elle est tellement en vogue dans les communes de Domblains, Morancourt, Flammerécourt, etc. , etc. , que sans avoir la gorge sèche ni de boutons à la base de la langue, les

(1) On donne à Paris le nom de typhus à cet état.

(2) Mes malades et moi, nous ne nous trouvons jamais si bien que par le froid.

hommes, les femmes et les enfans en boivent pour prévenir la maladie ; aussi le scorbut asiatique n'y ayant point de prise exerce ses ravages dans les communes environnantes dans lesquelles on entend sans cesse le tintement funèbre des cloches ; et si les Français étaient d'un commun accord on pourrait avoir la certitude d'être délivré sous peu d'un fléau qui a déjà fait plus de 40,000,000 de victimes !

Sans être comme ce médecin qui prétend guérir le strabisme par les anti-scorbutiques, qui sait si la peste qui venait de Séide et qui a ravagé Marseille en 1720 n'était pas un scorbut déguisé sous un autre masque (1) ?

Je suis persuadé qu'en allant dans un pays d'où il est disparu, je pourrais bientôt quitter le régime auquel je suis assujetti depuis quatre mois et dont j'ai fait une espèce d'habitude ; et j'avoue que, le 9 avril, en arrivant à Paris, à quatre heures du soir, lorsque j'ai vu le sinistre spectacle qu'il offrait, j'ai retenu ma place pour repartir aussitôt ; cependant, un remords de conscience m'a pris, et, pénétré de l'impossibilité de fléchir sous le poids de l'épidémie, je me suis décidé, sans balancer, à demeurer rue du Bouloy, au sein du danger ; et, pour donner la preuve de mon entier dévouement, quoique mes organes puissent se fatiguer en restant ici, j'y reste, et je veux faire mes expériences dans le premier hôpital qu'il plaira au gouvernement, et, par mon exemple, encourager les malheureux ! Si, enfin, à force de lutter je succombe (2), qu'on ne fasse pas attention à la mort d'un seul homme, qu'on poursuive mon procédé et l'on verra que je ne suis point un imposteur (3).

---

(1) Cette peste est arrivée environ 12 ans après la fondation de Calcutta.

(2) Les personnes qui me verront auront de la peine à croire qu'un corps aussi grêle ait pu digérer six tonneaux d'eau en 4 mois, et être aujourd'hui plus fort que jamais quoiqu'ayant toujours le germe du scorbut asiatique ; moi qui ne pouvais pas en prendre deux verres sans avoir la diarrhée.

(3) Il y a trois mois que je n'ai point vu de bile dans mes selles : je m'attends à une crise que j'aurai peine à supporter lorsque le canal cho-

O noble nation dont les lumières et la valeur étonnent le monde! ô France!! ô ma patrie!!!

Et toi Philippe qui dois te sentir électrisé d'avoir à gouverner un peuple invincible!!

Toi qui dois t'enorgueillir de t'en rendre le père!!

Puissiez-vous tous prêter l'oreille à mes faibles accens!!!

Hélas! si je puis parvenir à mon but, si par les efforts des personnes éclairées je puis expulser ce fléau de notre sol, quelle que soit ma gloire, elle ne sera rien auprès de mon bonheur!!!

lédoque s'ouvrira; il m'arrive souvent lorsque j'ai mes coliques hépatiques, de rester sans pouvoir parler; une sueur froide s'empare de moi et je suis obligé de me coucher sur le pavé. Tant que ma bile n'est pas évacuée, je reste dans cette situation et quand je la rends, son âcreté est si caustique qu'elle me cause l'ardeur la plus brûlante à l'anus; si cela m'arrive, qu'on ne confonde pas mon état avec celui d'un cholérique; qu'on fasse l'ouverture de mon cadavre et l'on verra la vérité.